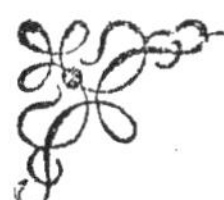

DE LA

VALEUR DES BAINS FROIDS

DANS LE TRAITEMENT

DE LA FIÈVRE TYPHOÏDE

DE LEURS

INDICATIONS ET CONTRE-INDICATIONS

PAR

Le Docteur H. LIBERMANN

Médecin-major de 1re classe à l'hôpital militaire du Gros-Caillou
Membre de la Société médicale des hôpitaux de Paris
Officier de la Légion d'honneur.

Prix : 2 fr.

PARIS

G. MASSON, ÉDITEUR

LIBRAIRE DE L'ACADÉMIE DE MÉDECINE

PLACE DE L'ÉCOLE-DE-MÉDECINE

1874

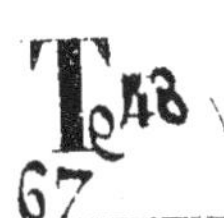

Paris.—Imprimerie de J. DUMAINE, rue Christine, 2

DE LA

VALEUR DES BAINS FROIDS

DANS LE TRAITEMENT

DE LA FIÈVRE TYPHOÏDE

I.

HISTORIQUE.

La question du traitement de la fièvre typhoïde par les bains froids a pris, par suite de l'épidémie de Lyon, un intérêt d'actualité qui nous engage à présenter à la Société médicale des hôpitaux le résultat de nos expériences personnelles à cet égard.

Frappé, pendant la guerre de 1870, des résultats heureux obtenus dans les ambulances allemandes par ce mode de traitement, nous avons essayé, dès le mois de septembre 1871, d'employer les bains dans une épidémie grave qui sévissait, à ce moment, sur les troupes de la garnison de Paris, à la suite des fatigues des deux siéges.

Deux méthodes se trouvaient en présence : la méthode de Brand, par les bains froids, et celle d'Immermann, par les bains tièdes. Je les employais en même temps toutes deux sur quelques-uns de mes malades les plus gravement atteints.

Des difficultés d'exécution me firent renoncer à ce traitement, que je repris il y a 4 mois, quand la question fut de nouveau mise à l'ordre du jour, grâce aux publications de M. Frantz Glénard.

L'idée de combattre la fièvre typhoïde par l'eau froide est, relativement, de date assez moderne.

Dans l'antiquité, Galien, il est vrai, conseille bien les bains froids dans le traitement des fièvres putrides, et Aétius, les affusions froides dans les fièvres essentielles, mais leurs idées ne paraissent avoir exercé aucune influence sur leurs contemporains ni sur leurs successeurs. Pendant tout le moyen âge, et jusqu'à la première moitié du dix-huitième siècle, on ne trouve que quelques applications grossières et isolées de l'eau, qui est surtout employée d'une façon tout à fait empirique dans les affections chroniques, et souvent remplacée, dans les affections aiguës, par les bains de lait ou les enveloppements dans des draps imbibés de ce liquide.

En 1737 (1), Hahn employa, pour la première fois, la médication réfrigérante dans le typhus qui sévit à cette époque à Breslau. Jurgensen, dans ses *Etudes cliniques*, lui attribue l'honneur de l'invention de la méthode; mais, en parcourant son livre, on n'y rencontre que des notions confuses sur l'action de l'eau, dont il usa, du reste, sous toutes les formes, bains, enveloppements, affusions.

---

(1) *Unterricht von Kraft und Wirkung des Kalten Wasser in die Leiber des Menschen, etc.* Johan, Sigismon ~Hahn. Breslau, 1754.

Il faut réellement arriver à Currie, pour voir la médication réfrigérante établie sur des bases rationnelles (1787). Ce grand esprit (1), qui devança son siècle, étudia, le thermomètre à la main, l'action de l'eau sur les affections fébriles, et établit, d'une façon aussi nette que scientifique, les principes de l'hydrothérapie moderne.

Suivant lui, l'eau agit de deux manières : directement, dans les pyrexies, par la soustraction du calorique accumulé par la fièvre; indirectement, comme agent perturbateur, c'est-à-dire comme agent modificateur du système nerveux.

Il précisa, en outre, le mode d'action des applications locales, qu'il rangea dans la catégorie des agents révulsifs, et démontra que l'emploi de l'eau froide est d'autant plus avantageux et plus inoffensif que la température du corps est plus élevée (2).

Le beau livre de Currie était resté lettre morte pour ses contemporains, malgré les essais de Home, Dimsdale, Gomes, Gianini et Hubertus, quand les épidémies de 1813 et 1814 fournirent l'occasion d'appliquer ce mode de traitement trop négligé jusqu'alors.

Reuss, Horn, de Berlin, Mylius, de Saint-Pétersbourg, essayèrent, les uns, les affusions froides, les autres, les immersions, et obtinrent des résultats si brillants, que Hufeland fut amené, en 1821, à proposer un prix à l'auteur du

---

(1) *Medical reports on the effects of water cold and warm*, 1798.

(2) Fournié, *De la médication réfrigérante dans le traitement de la fièvre typhoïde*, p. 11. Thèse de Paris, 14 août 1872.

meilleur mémoire sur l'action des affusions et des bains froids dans les pyrexies.

En dépit de tous ces efforts et de l'impulsion donnée à l'hydrothérapie, par Priessnitz, Scoutetten, Fleury, les observations de Currie et de ses imitateurs (1) retombèrent de nouveau dans l'oubli, quand, en 1847, le docteur Jacquès, de Lure (2) publia un mémoire sur l'emploi de l'eau froide dans le traitement de la fièvre typhoïde.

Sa méthode, qui consistait en lotions froides et en applications de compresses mouillées, fut expérimentée par lui en 1839 et en 1843, et donna des résultats très-favorables, puisqu'il n'eut que 9 décès sur 143 malades.

Plus tard, en 1849, Wanner, un autre médecin français, présentait à l'Académie des sciences un travail sur cette question, et enfin Leroy, de Béthune, en 1852, publiait, dans l'*Union médicale*, les résultats de l'emploi de l'eau froide, intus et extra, dans la même maladie.

Malheureusement ces travaux, quoique présentant des faits d'un très-grand intérêt, passèrent presque complétement inaperçus. Quelques tentatives isolées à la faculté de Strasbourg, et dans deux ou trois hôpitaux de Paris ; l'emploi plus fréquent de lotions froides, et des enveloppements

---

(1) Au Mexique, dans certaines localités, nous avons vu traiter le typhus endémique du pays par les enveloppements de draps mouillés. Cette pratique, introduite dès l'année 1849 à Mexico par un prêtre franciscain, le père Voguera, a donné des succès très-remarquables.

(2) Jacquez, *Recherches statistiques sur le traitement de la fièvre typhoïde par les réfrigérants* (in *Arch. gén. de méd.*, t. 11, p. 91, 1847).

froids dans la pratique usuelle de certains médecins, furent les seules traces qu'ils laissèrent dans la thérapeutique, et peut-être eussent-ils été complétement perdus pour la science, sans le beau livre de Brand *de l'Hydrothérapie du typhus*, qui parut à Stettin en 1861.

Dans ce livre, Brand étudie avec un remarquable talent l'action de l'eau froide sur les différents symptômes de la fièvre typhoïde, et donne les règles les plus simples de son emploi, qui consiste dans les bains froids, les affusions froides, les applications de compresses mouillées.

Quoique nous ne partagions pas, tant s'en faut, toutes les opinions de Brand, sa méthode, il faut l'avouer, était plus pratique et plus rigoureuse que celle des médecins français : aussi fut-elle accueillie avec plus de faveur et exerça-t-elle une influence plus générale.

Le livre de Brand fut suivi, en 1867 et 1868, de nouvelles publications (1), et suscita, en Allemagne, des travaux analogues, parmi lesquels je dois citer en première ligne les mémoires de Jurgensen, de Liebermeister et d'Immermann. Comme on le voit, par cette rapide esquisse, Brand a eu le mérite de vulgariser le traitement par l'eau froide, et d'indiquer les meilleurs procédés de son emploi ; mais, à la médecine française appartient incontestablement celui de l'avoir appliqué pour la première fois au traitement de la fièvre typhoïde.

---

(1) Brand, *Die Hydrotherapie des Typhus*. Stettin, 1863.—*Die Heilung des Typhus*. Berlin, 1868.

La méthode de Brand est trop connue maintenant, grâce aux intéressantes publications de MM. Glénard, Behier et Huchard, pour qu'il soit utile d'en faire ici une exposition théorique. Nous désirons seulement étudier, à l'aide de nos observations personnelles, quelques points intéressants que soulève cette importante question thérapeutique.

Les bains froids constituent-ils une méthode spécifique du traitement dans la fièvre typhoïde ?

Quelle est leur action sur la température et le système nerveux ?

Quelles sont leurs indications et contre-indications ?

Ce sont là les questions que je veux examiner en détail, en me basant, non-seulement sur les observations recueillies dans mon service du Gros-Caillou, tant à la fin de 1871 que dans le printemps de l'année 1874, mais encore sur les intéressants travaux de Brand, Liebermeister, Jurgensen, Immermann, etc., qui ont expérimenté la méthode sur une bien plus vaste échelle, et dont je me suis borné, le plus souvent, à contrôler les résultats.

II.

LES BAINS FROIDS PEUVENT-ILS ÊTRE CONSIDÉRÉS COMME UN TRAITEMENT SPÉCIFIQUE ? — DE LA MORTALITÉ DANS LE TRAITEMENT PAR LES BAINS ; STATISTIQUES DIVERSES.

Brand, avec l'enthousiasme propre à tous les novateurs, s'exagère les bienfaits de sa méthode et déclare, à plusieurs reprises, dans son livre (1) et dans les deux mémoires

---

(1) Brand, *Die Hydrotherapie des Typhus*, p. 38. Stettin, 1861.

qu'il a publiés depuis, que le traitement par les bains froids constitue un traitement spécifique de la fièvre typhoïde, « parce que, dit-il, il ne nécessite l'aide d'aucun autre agent thérapeutique pour combattre le processus typhoïde, et que, tout en ne s'adressant pas directement à la cause de la maladie, il met l'organisme dans les conditions les plus favorables pour se débarrasser lui-même de l'ennemi »; et il ajoute « que, sous son influence, tous les cas, quelques-uns malgré les plus fâcheuses complications, se sont terminés heureusement quand ils ont été traités par le froid dès le début, et que, parmi ceux qui n'y ont été soumis que dans le plus pressant danger, quand il n'y avait plus aucun espoir de salut, il s'est encore produit beaucoup de guérisons, et la mort n'est survenue que là où, sous l'influence de circonstances spéciales, la maladie était au-dessus de toute puissance humaine. » Plus tard encore, il formule une proposition plus générale reproduite par M. Glénard, dans son premier mémoire. « Toute fièvre typhoïde traitée régulièrement par l'eau froide, dès le début de la maladie, sera exempte de complications et guérira »; et il ajoute même, dans un autre passage : « Le sulfate de quinine n'est pas un agent aussi sûr contre les fièvres intermittentes que l'hydrothérapie régulièrement employée contre la fièvre typhoïde. » (1)

Malheureusement, les faits ne se passent pas aussi simplement que l'annoncent Brand et M. Glénard. Dès 1863,

---

(1) *Die Heilung des Typhus*, p. 4. Berlin, 1868.

Brand (1) rendant compte de l'emploi de sa méthode par le docteur Metzler, de Saint-Pétersbourg, et Goden, de Luxembourg, est obligé d'avouer que Metzler a perdu 5 malades sur 73, et Goden, 2 sur 24. Jurgensen accuse une mortalité de 3,1 p. 100, Liebermeister, 9 p. 100, Ziemsen, 7,5 p. 100; et, dernièrement, la *Gazette des hôpitaux*, dans son numéro du 26 mai, publiait deux faits de mort subite survenus à l'Hôtel-Dieu d'Avignon, dans le service du docteur Carre, chez des hommes traités par la méthode Brand, vers le quinzième jour de la maladie : ces hommes mouraient de syncope, l'un, 3 jours après avoir commencé le traitement hydrothérapique, l'autre après le 4ᵉ bain, le premier jour du traitement.

Brand, il est vrai, n'affirme la guérison que lorsque les malades ont été traités par son système, dans les premiers huit jours de la fièvre typhoïde; mais cette assertion même est beaucoup trop absolue.

Sur les différents malades que j'ai traités, dans mon service, par tous les procédés hydrothérapiques, et dont le nombre s'élève à 25 jusqu'à présent, j'en ai perdu 2 : l'un, qui fait le sujet de notre première observation, a été soumis au traitement de Brand, dès le sixième jour, de sa fièvre typhoïde; l'autre, au quinzième jour seulement; ces observations montrent que les bains froids, même employés avec le plus grand soin, ne mettent pas toujours à l'abri des revers et pourront prémunir contre des illusions dangereuses

---

(1) *Zur Hydrotherapie des Typhus*, p. 8 et suiv.

les praticiens qui seraient tentés de prendre trop à la lettre les assertions du médecin de Stettin.

D., soldat au 42° de ligne, âgé de 20 ans, est porté à l'hôpital le 23 septembre 1871, salle 4, lit n° 4. Il est malade depuis quatre jours seulement et a présenté comme symptômes du début du frisson, de la céphalalgie et des épistaxis répétées. A son entrée, nous constatons les phénomènes suivants : Peau sèche et brûlante ; température à 40°,2 dans l'aisselle ; 41° dans le rectum ; pouls fréquent, 120, et dicrote ; 35 R. à la minute. La langue est sèche et fuligineuse, ainsi que les dents et les lèvres ; le ventre ballonné, très-douloureux à la pression, surtout au niveau de la fosse illiaque droite le malade a de la diarrhée ; il est dans une prostration complète et se plaint d'une douleur très-vive dans la région laryngienne. Aphonie incomplète. A l'examen de la poitrine, quelques râles de bronchite sans souffle et sans crépitation.

25 septembre. Le malade a eu le délire pendant la nuit ; la température est de 40°,5 dans le rectum, le matin ; de 40°,8 le soir ; l'aphonie est plus accusée que la veille ; à l'examen laryngoscopique pratiqué avec beaucoup de difficulté, on constate une ulcération de la grandeur d'une pièce de dix sous, s'étendant de la corde vocale gauche au cartilage thyroïde.

Vu l'élévation de la température et l'adynamie dans laquelle est plongé le malade, on prescrit les bains, qui sont donnés régulièrement suivant la méthode de Brand. Les taches rosées apparaissent le 26, et ne laissent plus de doute sur le diagnostic. Sous l'influence des bains, la température décroît d'un degré ; le malade est moins prostré, mais l'aphonie persiste, la dyspnée augmente, et, le 27, déjà, on constate avec des selles involontaires une expectoration de crachats striées de sang (pneumonie du côté droit).

Malgré les bains, les phénomènes du côté de la poitrine s'accentuent, l'état adynamique, qui pendant les trois premiers jours avait paru s'amender, reparaît, les selles restent involontaires, la langue sèche et fuligineuse.

Le 3 octobre, il se déclare un emphysème sous-cutané qui occupe le cou et la partie supérieure de la poitrine, et, le 4, dix jours après le commencement de son traitement, le malade meurt vers huit heures du matin, avec une température de 39°.

L'autopsie ne put être faite, à cause des parents, qui s'y opposèrent; mais, sans contredit, le malade a succombé à une fièvre typhoïde, dont il a présenté tous les symptômes, et qui s'est compliquée de pneumonie avec ulcération laryngienne et perforation consécutive du cartilage thyroïde.

Le fait dont nous venons de donner une analyse succincte est démonstratif et prouve que l'axiome de Brand, reproduit par M. Glénard, doit présenter bien des exceptions.

Chez notre malade, en effet, la méthode a été appliquée avec rigueur, dès le sixième jour de la maladie, et, cependant, la terminaison a été fatale.

C'est que Brand, qui nie l'influence du génie épidémique sur la marche et l'issue de la fièvre typhoïde traitée par l'eau froide, est dans l'erreur.

Quand on jette un coup d'œil sur la statistique de ces fièvres, dans le même hôpital, pendant un certain nombre d'années, on est frappé de la différence qui existe d'une année à une autre, dans la mortalité de la maladie, surtout quand elle règne à l'état épidémique.

C'est ainsi qu'à l'hôpital du Gros-Caillou, je trouve que la mortalité, qui était de 4,5 p. 100 dans l'année 1864, monte en 1870, l'année de la guerre, à 69,8 p. 100, mortalité énorme, et heureusement exceptionnelle, qui s'explique par l'état de détérioration et de scorbut où se trouvaient nos soldats à cette époque.

Les chiffres que je viens de citer se rapportent, il est vrai, à des fièvres typhoïdes traitées par des méthodes différentes ; mais les statistiques qui ont trait aux malades soumis aux bains froids présentent également des différences considérables, comme on peut s'en assurer par les chiffres cités plus haut, et Hagenbach fait ressortir, avec beaucoup d'évidence, que, s'il y a une mortalité de 9 p. 100 à Bâle, et Jurgensen, seulement de 3 p. 100 à Kiehl, il faut en chercher la raison dans la différence de gravité que montrent les fièvres et les épidémies typhoïdes dans ces deux villes (1).

Notre observation prouve, en outre, que non-seulement les bains froids ne mettent pas à l'abri des insuccès, dans les fièvres typhoïdes graves, mais encore qu'ils ne parviennent pas toujours à annihiler le cachet spécial que l'épidémie imprime à la maladie.

Dans l'année 1871, en effet, l'épidémie, moins grave qu'en 1870, donnait encore une mortalité de 36,4 p. 100, et présentait, comme caractère, un état ataxo-adynamique prononcé, et des complications laryngo-pulmonaires qui furent observées, non-seulement à Paris, mais encore dans le reste de la France, puisque Beck (2), le chirurgien en

---

(1) Le Dʳ Bondet a fait la même remarque à Lyon où, sur dix malades soumises au traitement de Brand, il en a perdu une des suites d'une pneumonie contractée le dix-neuvième jour de la maladie, après onze ours de bains froids. (*France médicale*, 8 juillet 1874.)

(2) Beck, *Chirurgie der Schussverletzungen*, *Militairarztliche Erfahrungen*, p. 112 et suiv.

chef de l'armée de Werder, les a signalées dans son corps d'armée pendant l'occupation.

C'est incontestablement aux suites de ces complications qu'a succombé notre malade, dont la fièvre, malgré le traitement hydrothérapique le plus rigoureux, conserva pendant tout le temps la physionomie de l'épidémie régnante.

Il n'est donc pas juste de dire, d'une façon aussi absolue que Brand, que l'eau froide soustrait les fièvres typhoïdes à l'influence épidémique, et que le traitement hydrothérapique donne les mêmes résultats dans les épidémies malignes que dans les épidémies bénignes.

Notre seconde observation prête également à des considérations intéressantes sur la valeur de la méthode.

Bestin (Joseph), âgé de 22 ans, entre à l'hôpital le 28 juin 1874 avec une fièvre typhoïde bien caractérisée, et qui remonte à sept jours.

Comme la température n'atteint pas 40° dans le rectum, et que, le matin, la rémission est assez forte, nous jugeons inutile de lui donner les bains froids, et nous lui administrons simplement un gramme de calomel.

Cependant, vers le sixième jour de son entrée, le pouls devient fréquent et petit, la respiration est gênée, la température monte à 40°,8 le soir, et nous nous décidons à le soumettre au traitement hydrothérapique, le 29 juin, 15° jour environ de la maladie.

Le malade, qui avait été très-prostré seulement jusque-là, et qui n'avait présenté d'autres perturbations du système nerveux cérébro-spinal que des selles involontaires, commence à délirer ; le pouls devient plus petit, très-dépressible ; les bains sont difficilement supportés ; la faiblesse est excessive ; aussi, de crainte d'une syncope, ne prescrivons-nous le premier jour que quatre bains, qui abaissent notablement la température, mais ne relèvent pas le pouls.

30 juin. On donne cinq bains, qui sont mal supportés ; le délire continue ainsi que les selles involontaires ; le cou devient roide, l'oppression est la même ; sur la poitrine, on remarque quelques taches ecchymotiques.

1er juillet. Six bains ; mêmes symptômes, le délire est continu, la faiblesse extrême ; selles et urines involontaires.

2 juillet. A 6 heures du matin, la température est à 40°,8 ; on donne un dernier bain. Le malade y est à peine depuis une minute, que son pouls devient imperceptible, la respiration embarrassée. Rapporté dans son lit, il est pris de frissons intenses ; la température est à 36° dans le rectum, quelques minutes après ; mais, malgré cet abaissement thermométrique, il perd de plus en plus connaissance, et il meurt à 9 heures du matin.

Autopsie, pratiqué 24 heures après la mort.—L'intestin grêle présente, au niveau de la valvule ileo-cœcale, et dans une étendue d'environ un mètre au-dessus de ce point, un grand nombre de plaques de Peyer hypertrophiées et ulcérées ; on en rencontre quelques-unes à l'état d'hypertrophie simple, faisant une saillie d'un demi-centimètre au-dessus de la muqueuse : aucune n'est arrivée à la période de réparation. Les follicules clos isolés participent en partie aux mêmes altérations que les plaques de Peyer. On n'aperçoit nulle part de menace de perforation.

Les ganglions mésentériques sont à peine hypertrophiés ;

La rate est doublée de volume, sans diffluence ;

Les reins sont parfaitement sains ;

La vessie est remplie d'urine non albumineuse ;

Les poumons sont crépitants dans toute leur étendue ; mais à la base, et principalement du côté droit, il y a une congestion assez forte, sans que l'on remarque d'ailleurs de foyer apoplectique proprement dit ;

Les bronches sont rouges ; très enflammées et remplies d'un liquide spumeux, sanguinolent ;

Le péricarde contient environ 100 grammes de liquide citrin ; pas d'altération à sa surface ;

Le cœur est mou, flasque : les parois sont facilement déprimées par le doigt ; une surcharge graisseuse considérable apparaît principalement dans le sillon auriculo-ventriculaire droit et à la pointe ;

Les cavités sont remplies d'un sang noir diffluent. Les orifices auriculo-ventriculaires et artériels sont complétement sains ;

La paroi du ventricule gauche est hypertrophiée et présente cinq ou six fois l'épaisseur de la paroi ventriculaire droite ; sa substance paraît nettement musculaire.

Examinées au microscope avec beaucoup de soin par notre savant ami, le docteur Ranvier, elle n'offre aucune trace de dégénérescence graisseuse ni colloïde, pas plus que le ventricule droit et les muscles papillaires.

Les muscles de la vie volontaire ont conservé également leurs stries normales.

Les méninges sont saines ; il n'y a nulle part ni épanchement, ni adhérences néoplasiques ; à la coupe, pas de trace de congestion dans le cerveau. Les cavités ventriculaires ne contiennent pas de liquide. Le bulbe et le cervelet sont sains.

Chez ce malade, les bains froids n'ont amendé aucun symptôme, et paraissent même avoir produit des désordres qui n'existaient pas avant leur emploi. tels que le délire et l'état adynamique prononcé.

Il est vrai que cela peut être une simple coïncidence, et je suis convaincu que, sans les bains, le cerveau se serait pris ; mais, dans tous les cas, le traitement hydrothérapique n'a eu ici aucune influence utile. Les partisans de Brand m'objecteront, il est vrai, que les bains ont été donnés trop tard, que les altérations graves de la fièvre typhoïde étaient déjà produites ; mais je leur répondrai, l'autopsie en main, que la fièvre typhoïde n'avait encore produit aucune altération sérieuse, que les lésions intestinales étaient moyennes, le cerveau sain, le cœur et les muscles sans trace de dégénérescence graisseuse, et que le malade a certainement succombé, malgré les bains, à l'action nocive du miasme typhique sur une organisation particulièrement prédisposée à en ressentir vivement les atteintes.

Si nous allons maintenant plus loin, et si, faisant abstraction des deux faits malheureux que nous venons de rapporter, nous étudions dans les observations des différents auteurs les causes immédiates de la mort chez les malades soumis au traitement des bains froids, nous trouvons qu'elles sont identiques à celles qu'on observe dans les traitements ordinaires.

En effet, les causes les plus habituelles de la mort, dans la fièvre typhoïde, sont, en négligeant les maladies consécutives, et en tenant compte de l'ordre de fréquence :

1° Les affections graves des poumons, pneumonies lobaires ou lobulaires, gangrène du poumon, que nous pouvons caractériser sous le terme générique de mort par insuffisance pulmonaire;

2° La paralysie du cœur, amenée par l'élévation exagérée de la température avec œdème pulmonaire consécutif; mort par la fièvre (*Fieber-Tod des Allemands*);

3° Les hémorrhagies intestinales; mort par anémie;

4° Les œdèmes cérébraux ou les manifestations cérébrales sans œdème; mort par le cerveau; et enfin, les causes de mort moins fréquentes, comme la mort par lésions de décubitus, par lésions du larynx, ou, encore, par perforation intestinale.

2

C'est précisément à des lésions de ce genre qu'ont succombé les malades de Jurgensen, d'Immermann et de Hagenbach, et, chose remarquable, en suivant l'ordre de fréquence que nous venons d'indiquer pour les fièvres traitées par les méthodes différentes.

La statistique de Hagenbach (1) est très-intéressante à cet égard, et nous demandons la permission d'en présenter quelques extraits.

Sur 973 fièvres typhoïdes traitées par des méthodes diverses, il note 59 décès par insuffisance pulmonaire, soit : 6,1 p. 100 ; 36 par paralysie du cœur, soit : 3,1 p. 100.

Sur 369 fièvres typhoïdes traitées par l'eau froide, 10 décès par insuffisance pulmonaire, soit : 2,9 p. 100, et 8 par paralysie du cœur, soit : 1,5 p. 100.

Ce qui donne une diminution très-notable de mortalité en faveur de la méthode par l'eau froide. — Cependant il ressort de ce tableau que les bains froids n'empêchent pas le développement des affections pulmonaires graves, comme Brand l'enseigne, mais qu'ils réduisent surtout dans de très-grandes proportions le danger de mort par l'excès de température.

La mort par le cerveau, par le larynx, par l'anémie, suite d'hémorrhagie intestinale, par perforation intestinale, est réduite à un minimum par le traitement des bains froids.

Les conditions de sexe et d'âge surtout influent également ment sur le résultat de la méthode hydrothérapique. Tout le monde sait que, plus on avance en âge, plus la fièvre

---

(1) Hagenbach, *Kaltwasser Behandlung.*

typhoïde est grave. Ainsi, d'après Uhle, cité par Hagenbach, la mortalité de la fièvre typhoïde est déjà beaucoup plus forte au-dessus de 30 ans qu'au-dessous. Après 40 ans, elle est de la moitié des cas : aussi, ce dernier, en recherchant la cause de la différence de mortalité dans les différentes statistiques, attribue, non sans raison, une influence assez grande à l'âge des malades qui ont été soumis aux bains froids. D'après lui, Jurgensen n'aurait eu que 5/100 de malades au-dessus de 30 ans, et à la clinique de Bâle, où la mortalité a été beaucoup plus forte, on en aurait reçu 19/100 au-dessus de cet âge.

On voit, d'une façon bien claire, par tout ce qui précède, que le traitement hydrothérapique ne peut être considéré comme un traitement spécifique de la fièvre typhoïde ; il n'exerce pas, en effet, une action spéciale sur les causes qui agissent sur la marche et la terminaison de cette pyrexie ; il n'en change pas la modalité ; et enfin, s'il en diminue la mortalité d'une façon notable, on ne peut dire cependant qu'il en procure presque constamment la guérison, comme la statistique qui va suivre en fera foi (1).

Nous nous sommes étendu, plus longtemps peut-être qu'il ne le fallait, sur cette question purement théorique ; mais il était important, il nous semble, de montrer, d'une façon bien nette, ce qu'il faut attendre de la méthode pour

---

(1) Nysten et tous les auteurs ont défini le traitement spécifique, un traitement qui exerce une action spéciale sur telle ou telle maladie, qui prévient le développement, *ou en procure presque constamment la guérison.*

ne pas se laisser aller à des illusions propres à la déconsidérer. Les partisans de Brand me répondront sans doute que Liebermeister, Ziemsen, Jurgensen ne l'ont pas exécutée à la lettre ; mais il me serait facile de montrer qu'ils en ont au moins suivi l'esprit, et qu'ils ont donné les bains toutes les fois que la température a augmenté d'une façon notable; du reste, nous ne saurions admettre les formules mathématiques que certains partisans de la méthode voudraient introduire dans la thérapeutique de la fièvre typhoïde; à chaque instant, les indications particulières forcent à s'en départir, et, quoi qu'on fasse, la maladie conserve toujours un cachet individuel qui ne se prête pas à des règles absolues.

Si le traitement par les bains froids n'est pas un traitement spécifique de la fièvre typhoïde, il en réduit cependant, dans des proportions notables, la mortalité.

Jusqu'à quel minimum ?

Il nous est difficile de le dire, et, quand on traite d'une maladie comme la fièvre typhoïde, dont les écarts de mortalité sont si considérables d'une épidémie à une autre, il faudrait les observations d'un grand nombre d'années pour arriver à un résultat d'une certaine valeur. Les chiffres suivants que nous avons recueillis dans les différents auteurs, pourront jeter quelque lumière sur la question.

Brand (1), sur 187 cas traités jusqu'en 1868, compte

---

(1) Ces chiffres sont consignés dans une lettre que M. le Dr Brand nous a fait l'honneur de nous adresser de Stettin, et où il nous signale une erreur qui s'est glissée à propos de sa statistique particulière dans

4 décès, — sur 89 cas (soldats français et allemands) traités de 1870 à 1871, 4 décès également.

Sa statistique actuelle se compose, d'après les documents qu'il nous a envoyés (1), de deux séries bien distinctes.

Une première série comprend les malades de sa pratique civile, qui s'élève à 207 cas, sur lesquels il compte 0 décès.

Une seconde série, les malades de sa polyclinique (2) et de l'hôpital, s'élève à 124 cas, sur lesquels il accuse 15 décès.

En tout, 331 cas avec 15 décès, soit 4,5 0/0.

Jurgensen, sur 160 cas traités à la clinique de Kiehl, a eu 5 décès, soit 3,1/100, comme nous l'avons déjà dit. — Dans les années antérieures, la mortalité s'élevait, dans le même hôpital, à 15,4/100.

Hagenbach (3), à la clinique de Bâle, de septembre à décembre 1867, sur 339 cas traités par les bains froids, en perdit 9,7/100 ; l'année précédente, quoique l'épidémie eût été moins grave, les pertes s'élevaient à 16/100 par les traitements ordinaires. Dans sa dernière publication, sur 52 cas

---

notre Mémoire publié dans l'*Union médicale* (jeudi 20 août, p. 275). Nous nous empressons de réparer ici cette erreur involontaire, en publiant textuellement la statistique de l'auteur, telle qu'il nous l'a envoyée.

(1) Dans une lettre datée du 4 septembre 1874.

(2) Nous avons cru devoir traduire par l'expression malades de la polyclinique et de l'hôpital, les mots de *conferenz* et *hospital praxis*, qui sont ceux qu'emploie l'auteur pour désigner cette série.

(3) Hagenbach, *Kaltwasser Behandlung des Typhus ; Mortalitaet*, p. 23.

de |fièvre typhoïde|, M. Glénard (1) affirme 52 guérisons.

Enfin, en faisant le relevé de toutes les séries heureuses ou malheureuses que j'ai pu recueillir, j'ai trouvé, sur 1367 cas, une mortalité de 5,2/100, chiffre qui, quoique supérieur à celui de 2/100 admis par Brand, est excessivement favorable, puisque la moyenne de la mortalité par les autres traitements est de 19 à 20/100 d'après Jaccoud (2).

Cette proportion ne peut encore être considérée comme définitive, puisqu'elle n'est fondée que sur des chiffres trop restreints; mais elle me paraît avoir cependant une valeur relative, et devra, jusqu'à plus ample informé, servir de base pour juger de la valeur comparative de la méthode.

Un fait digne de remarque, et qui a une grande importance pour la médecine des armées en campagne, c'est que, même dans les circonstances défavorables où la guerre place les malades, le traitement hydrothérapique a donné des succès qui ont frappé tous les observateurs.

Ainsi, Beck, que j'ai déjà cité, rapporte que le docteur Pagenstecher soigna à Dôle, par les bains, dans la dernière guerre, 81 cas de fièvre typhoïde, sur lesquels il y eut 5 décès.

Les docteurs Gernet, à Carlsruhe et Kraft-Ebing, dans les ambulances et les hôpitaux de Rastadt, ont obtenu des résultats analogues, tandis que la mortalité, dans la même épidémie et les mêmes conditions, s'est élevée pour les

---

(1) *Du traitement de la fièvre typhoïde par les bains froids à Lyon*, p. 75.

(2) Jaccoud, *De la mortalité de la fièvre typhoïde*.

autres méthodes, à un chiffre beaucoup plus considérable (1).

Le traitement hydrothérapique n'offre même pas, en campagne, des difficultés bien sérieuses; si on ne peut se procurer de baignoires, on a toujours à sa disposition quelques arrosoirs ou, à leur défaut, des bidons qui peuvent servir à administrer les affusions froides et remplacer les bains.

III.

DE L'ABAISSEMENT DE LA TEMPÉRATURE PAR LE TRAITEMENT HYDROTHÉRAPIQUE. — DES DIFFÉRENTS MOYENS D'AMENER LA REFRIGÉRATION DES MALADIES.

A quoi faut-il attribuer cette heureuse influence des bains froids? Sans contredit à leur action sur la température et le système nerveux. Currie avait déjà signalé cette double action en 1787, et tous les observateurs l'ont vérifiée depuis. Aussi, ne nous arrêterons-nous pas à l'ingénieuse hypothèse de Brand, qui compare l'arrêt des manifestations typhoïdes, produit par le bain froid, à l'arrêt de la fermentation de l'orge, lorsqu'on maintient une solution d'orge et de la levûre à une température de 16° ou au-dessous. Un fait plus sérieux qui se dégage du beau livre de Brand, c'est la séparation bien nette, inconnue jusqu'à lui, des manifestations qui appartiennent à l'hyperthermogénèse, et de celles qui sont propres à l'empoisonnement typhique.

MM. Glénard et Behier ont trop bien exposé ce point de la question pour que nous croyions nécessaire d'y revenir. Nous rappellerons seulement, en quelques mots, que les

____

(1) Beck, *Chirurgie der Schussverletzungen*, p. 119. Freiburg, 1873.

phénomènes cérébraux, l'agitation, le délire, le coma, la typhomanie, la paralysie du cœur avec les dégénérescences graisseuse et colloïde de l'organe et des muscles volontaires; les hypostases du poumon, pneumonies, gangrène du poumon; les fuliginosités des lèvres et de la langue, le météorisme, c'est-à-dire les symptômes les plus graves de la fièvre typhoïde, comme le fait remarquer M. Glénard (1), sont dus à l'élévation exagérée de la température.

Brand (2) traite cette question d'une façon magistrale, et je voudrais pouvoir reproduire ici quelques passages du chapitre qu'il consacre à l'influence du traitement hydrothérapique sur les symptômes, la marche et la terminaison de la fièvre typhoïde; malheureusement, les limites d'un mémoire de ce genre ne me permettent pas une digression pareille, et je dois me borner à étudier, dans cette partie de mon travail sur les chiffres qui résultent de mes observations personnelles et de celles des principaux auteurs, l'effet des différents moyens hydrothérapiques employés pour amener l'abaissement de la température.

Ces moyens sont au nombre de cinq : les bains froids, les bains tièdes, les affusions froides, les enveloppements et les lotions froides.

Les bains froids sont, sans contredit, les plus commodes; je les ai donnés, comme l'indique Brand, à une température variant entre 17 et 22°.

---

(1) *Du traitement de la fièvre typhoïde par les bains froids à Lyon,* p. 30.

(2) *Die Hydrotherapie des Typhus,* p. 77 à 102.

L'eau qui m'a servi était de l'eau de la ville, non filtrée, telle qu'on la reçoit par les conduits de l'hôpital du Gros-Caillou. — Une baignoire ordinaire était à moitié remplie de cette eau, qui servait aux bains pendant 24 heures, sans être renouvelée. Comme je n'ai jamais eu un grand nombre de malades en traitement à la fois, chaque malade a eu sa baignoire.

Après un bain froid d'un quart d'heure, la température du malade s'abaisse généralement de 2 à 4° (et quelquefois au delà) ; nous avons observé des abaissements de 4°,8 (1). Le maximum de l'abaissement de température n'a pas lieu immédiatement, mais seulement de 15 à 30 minutes après le bain, comme le démontrent les tableaux que nous annexons à notre travail.

BORDA.			RENAULT.		
TEMPÉRATURE avant le bain.	RÉMISSION maxima.	NOMBRE de minutes après le bain.	TEMPÉRATURE avant le bain.	RÉMISSION maxima.	NOMBRE (2) de minutes après le bain.
39°,6	3°,4	15 minut.	39°,9	3°,7	15 minut.
40°,0	4°,0	15 —	39°,8	4°,6	15 —
40°,0	3°,5	15 —	39°,4	4°,2	20 —
40°,1	4°,7	10 —	40°,5	4°,8	10 —
38°,5	3°,5	5 —	40°,0	3°,4	15 —
38°,4	2°,3	10 —	39°,2	3°,0	15 —
38°,4	2°,2	10 —	39°,0	2°,2	15 —
38°,5	1°,7	15 —	39°,4	3°,1	30 —
»	»	»	39°,0	2°,2	40 —
»	»	»	38°,5	1°,3	10 —
»	»	»	39°,0	1°,6	15 —
»	»	»	38°,8	2°,6	15 —

(1) Brand et d'autres observateurs ont noté des abaissements encore plus considérables.

(2) Cette colonne indique le nombre de minutes qu'il a fallu après le bain pour obtenir la rémission maxima.

26 VALEUR DES BAINS FROIDS

La température remonte ensuite lentement, pour reprendre, environ deux heures et demie à trois heures après, l'élévation qu'elle avait auparavant, ou la dépasser.

Pour montrer comment se fait l'ascension de la température, nous donnons ici deux observations de température prises de 10 en 10 minutes, dans l'intervalle de deux bains froids ; l'une, après le onzième bain, l'autre, après le trente-cinquième.

RENAULT.

11ᵉ BAIN DONNÉ A 8 H. 35.				35ᵉ BAIN DONNÉ A 9 H. 30.			
Température avant le bain, 39°,7.				*Température avant le bain,* 38°,5.			
Température après le bain.				Température après le bain.			
heures.		heures.		heures.		heures.	
9 00	38°,6	10 10	38°,4	9 55	37°,1	11 15	37°,5
9 10	38°,0	10 20	38°,5	10 05	36°,6	11 25	37°,6
9 20	37°,7	10 30	38°,6	10 15	36°,5	11 35	37°,8
9 30	37°,8	10 40	38°,8	10 25	36°,4	11 45	38°,0
9 40	37°,8	10 50	39°,0	10 35	36°,6	11 55	38°,2
9 50	38°,0	11 00	39°,1	10 45	36°,8	»	»
10 00	38°,2	»	»	10 55	37°,0	12 30	38°,5
		12 30	40°,4	11 05	37°,2		

D'après les remarques de Leichtenstern, basées sur 1960 bains, la température reprend déjà son élévation maximum deux heures après le bain ; mais nous maintenons néanmoins le chiffre que nous avons donné, et qui concorde avec celui des autres observateurs.

Ziemsen et Immermann ont établi, par de nombreuses recherches, que, dans les cas légers, l'abaissement de la température et la durée de cet abaissement étaient plus prononcés que dans les cas graves. Un fait analogue s'observe dans le courant de la fièvre typhoïde.

Plus la température est élevée, moins le degré et la durée de la réfrigération sont considérables, *et vice versâ ;* de sorte qu'on observe, en général, à la fin de la fièvre typhoïde, vers le quatrième septénaire, les abaissements les plus grands. — Cependant, il y a des exceptions à cette règle ; la diminution la plus considérable que nous ayons enregistrée, celle de 4°,8, a été produite après le treizième bain, à la fin du second septénaire, chez un homme qui présentait 40°,5 avant le bain, et qui mit 1 heure 15 pour remonter à 38°,5, et 3 heures pour remonter à 39°,5.

Les heures de la journée influent aussi sur l'effet utile des bains ; d'après les remarques de Ziemsen, c'est vers 7 heures du soir, puis entre 5 et 8 heures du matin, et enfin, entre une et deux heures de l'après-midi, que les abaissements de température ont été les plus marqués.

Nos observations personnelles ne sont pas assez nombreuses pour que nous puissions contrôler la vérité de ces assertions : seulement, nous devons dire que les rémissions ont toujours été beaucoup plus longues, quand les bains coïncidaient avec les rémissions naturelles du matin et de la nuit.

Brand remarque avec beaucoup de raison que, plus les rémissions sont longues, moins la fièvre produit d'effets nuisibles.

Dans cet ordre d'idées, nous avons voulu apprécier l'effet utile des bains, c'est-à-dire calculer le nombre d'heures où les malades sont restés presque dans l'apyrexie. Nous avons pris la température de 38°,5 dans le rectum, équivalant à 37°,8 dans l'aisselle, comme la limite indiquant le retour de la fièvre, et nous avons compté comme état apyrétique les heures où les malades sont restés au-dessous.

Les malades qui ont pris en moyenne six bains par jour, dès les premiers jours, sont restés six à dix heures avec une température inférieure à 38°,5 dans le rectum. — Les heures d'apyrexie ont augmenté rapidement les jours suivants, et, vers la fin du traitement, l'effet utile des bains s'est prolongé souvent pendant dix-huit à vingt heures.

Ces chiffres font comprendre, mieux que toutes les explications, l'effet favorable du traitement hydrothérapique sur les symptômes généraux de la fièvre typhoïde, et sa supériorité sur tous les médicaments antipyrétiques.

Le traitement hydrothérapique a une influence moins marquée sur la courbe générale de la température, et je n'ai pas noté une différence sensible dans les élévations maxima de la journée; mais l'important n'est pas, comme le fait observer Brand, que la température n'atteigne pas un chiffre élevé, mais bien qu'elle n'y demeure pas pendant longtemps.

Les températures minima m'ont paru, en général, influencées par le traitement. — Les rémissions matinales ont été plus fortes que la moyenne; presque dans tous les cas, elles l'ont dépassée d'un degré environ.

Cependant, je dois le dire, les bains n'exercent pas une action aussi marquée sur tous les malades; il en est (le nombre en est restreint) dont la température n'est que fugitivement modifiée par le traitement, et dont les symptômes morbides n'éprouvent, par conséquent, aucune amélioration.

L'observation suivante, que nous devons à l'obligeance

de notre savant ami et collègue du Gros-Caillou, le docteur Widal, en offre un exemple.

V.... (Alexandre), soldat au 70ᵉ de ligne, âgé de 22 ans, présent au corps depuis trois mois ; n'a jamais été malade.

Quatre jours avant son entrée à l'hôpital, qui a lieu le 27 mai, il se plaint de céphalalgie, anorexie, abattement considérable.

Le 27 mai, à la visite, on constate tous les symptômes de la fièvre typhoïde. (Ballonnement du ventre, douleurs à la pression de la fosse iliaque droite ; face prostrée ; épistaxis.)

Le lendemain 28, la fièvre continue à s'élever et atteint le soir 40°,4.

Le 29, apparaissent les taches rosées lenticulaires ; abattement plus grand ; 40°,2.

Du 30 mai au 2 juin, stupeur ; la température reste le matin aux environs de 37°, et le soir elle oscille autour de 40°. Pas de diarrhée, pas de délire.

Le 3 juin, M. Widal prescrit trois bains de dix minutes chacun ; la température s'abaisse d'environ 1°, mais une demi-heure après elle était redevenue ce qu'elle était auparavant.

4 juin, stupeur, délire, tranquille la nuit ; diarrhée. — Trois autres bains sont donnés ; ils amènent le même abaissement thermique momentané. Mais le soir, le malade avait encore 40°,6 dans le rectum, et 39°,4 dans l'aisselle.

5 juin, plus de délire ; même stupeur, diarrhée intense. — Trois nouveaux bains à quatre heures du soir ; température : 40°,6 (rectum), 40° (aisselle).

6 juin, même état. — *Six bains d'un quart d'heure chacun.* Affusions froides sur la tête ; lavements froids. A quatre heures du soir, température : 40°,6 dans le rectum, 40° dans l'aisselle. — Même état général, stupeur aussi grande ; diarrhée un peu diminuée.

7 juin, même état. — Six bains ; température, 40°,6 (rectum).

8 juin, six bains ; la stupeur est aussi grande ; la diarrhée persiste à quatre heures. Température : 40°,4 dans le rectum, 39°,4 dans l'aisselle.

9 juin, même état. — Six bains ; température : 40°,4 (rectum), 39°,4 (aisselle).

11 juin, l'état général ne s'est pas amélioré ; quoique le traitement hydrothérapique ait été appliqué depuis le 3, et avec rigueur toutes les trois heures depuis le 6, la stupeur et les autres symptômes n'ont pas été amendés ; la température n'a pas été sensiblement abaissée par les bains, aussi renonce-t-on à leur emploi.

A partir du 13 juin, on donne 0gr.,8 de sulfate de quinine tous les jours, et, sous l'influence de ce médicament, le malade entre rapidement en convalescence. — Le 1er juillet, la guérison est complète.

Dans ces cas, faut-il donner des bains plus rapprochés et plus froids, comme le recommande M. Glénard, ou doit-on renoncer au traitement et employer d'autres modificateurs, comme l'a fait M. Widal ?

Nous ne voulons pas décider la question, puisque nous ne nous sommes pas trouvé en face de faits analogues ; mais, vraisemblablement, nous pencherions vers la manière de faire de notre collègue.

Maintenant, combien faut-il donner de bains ?

Règle générale, nous les administrons toutes les fois que la température atteint 39°,5 dans le rectum, 39 dans l'aisselle ; six bains par jour nous ont toujours suffi, et, souvent, il n'en a fallu que quatre ou cinq. Les bains ont eu une durée moyenne de 15 minutes ; le frisson survenait presque toujours au bout de 5 minutes et persistait une heure environ. Le malade était porté dans son lit sans être essuyé, recouvert de sa chemise, les pieds enveloppés d'un drap de lit, et le corps d'une seule couverture, en été d'un simple drap.

Un vin de cannelle ou une tasse de bouillon dégraissé était toujours administré après le bain.

Ces règles, qui ne s'écartent pas des prescriptions formulées par Brand, sont, en somme, d'une exécution facile.

Nos températures ont toujours été prises dans le rectum, celles de l'aisselle demandant un temps beaucoup plus long, quinze à vingt minutes pour donner des résultats précis.

Ces derniers sont, de plus, d'un emploi difficile dans la fièvre typhoïde, à cause de l'impossibilité de laisser les malades, le bras fortement tendu sur la poitrine, pendant un quart d'heure, avec la faiblesse musculaire qu'ils éprouvent et le tremblement que leur donne le frisson consécutif au bain.

Les mensurations rectales ont, de plus, l'avantage, comme le font remarquer tous les observateurs, de ne pas troubler le sommeil qui suit, en général, le bain. — Il suffit que le malade reste couché passivement sur le côté, pour permettre le maintien du thermomètre pendant les 4 à 5 minutes nécessaires pour arriver à un chiffre exact (1).

Devant la facilité de l'application de la thermométrie rectale, le signe de la *coloration* des joues du malade, accompagnée d'agitation que Brand (2) indique comme indice du moment où il faut donner les bains, perd toute son importance ; car il est facile d'habituer des infirmiers ou

---

(1) D'après les calculs de Ziemsen, quatre minutes suffisent en moyenne, et, pour les températures élevées, trois minutes.

(2) Brand, *Hydrotherapie des Typhus*, p. 104.

des gardes-malades à faire une mensuration thermométrique qui offrira une garantie beaucoup plus sérieuse qu'un symptôme toujours fugace et qui manque souvent.

Il nous reste à étudier brièvement maintenant la valeur des autres procédés hydrothérapiques.

Les bains tièdes ont été employés, la première fois, par Ziemsen, à la clinique d'Erlangen, en 1863 ; je les ai moi-même expérimentés en 1871.

Cette méthode donne des résultats un peu inférieurs, comme soustraction de calorique, à celle de Brand ; la moyenne de l'abaissement de la température oscille entre 1 et 3 degrés centig. ; le minimum obtenu dans mes observations a été de 0°,2 (1).

La durée de l'effet utile des bains n'a pas non plus atteint les chiffres que j'ai obtenus avec cette dernière ; elle n'a pas dépassé huit heures dans les deuxièmes et troisièmes septénaires, et 12 heures dans les quatrièmes ; ces résultats sont opposés à ceux de Ziemsen (2), qui prétend, au contraire, que cette durée est plus longue.

Les bains tièdes sont d'un usage plus difficile dans les hôpitaux que les bains froids ; ils nécessitent un séjour plus long dans les baignoires (30 à 40 minutes), et doivent être réservés pour certains cas exceptionnels.

Ils me paraissent indiqués chez les malades très-nerveux,

---

(1) Les abaissements de 4° et de 5° ont été observés, mais exceptionnellement, par Immermann ; les abaissements les plus fréquents tombent entre 2° et 3°.

(2) Ziemsen, *Die Kaltwasser-behandlung des Typhus*, Abd. p. 6.

qui montrent une grande appréhension pour les bains froids; dans les cas de faiblesse marquée du cœur, avec tendance à la paralysie de cet organe, et enfin, dans les entérorrhagies.

Dans ce dernier cas, le bain froid, en amenant trop brusquement une congestion des organes splanchniques, peut augmenter ou hâter le retour de l'hémorrhagie.

Chez un de mes malades soumis au traitement par les bains froids, une entérorrhagie étant survenue, je crus devoir recourir aux bains tièdes. — L'entérorrhagie s'arrêta, pour recommencer dès que je repris les bains froids, auxquels je renonçai définitivement pour la méthode de Ziemsen, dont je me trouvais fort bien, car le malade guérit malgré l'anémie produite par trois pertes de sang considérables.

Ziemsen et Immermann se contentent, en général, de quatre ou cinq bains par jour, et voici la règle donnée par Ziemsen :

« Dans les quinze premiers jours de la fièvre typhoïde, il faut donner les bains à 6 heures du matin, 10 heures, 1 heure et 6 heures du soir; dans les cas graves, il faut en donner un, en outre, à 9 heures du soir et 1 heure du matin, quand l'agitation du malade augmente vers minuit.

Dès la troisième ou quatrième semaine, suivant la gravité des cas, on pourra supprimer les bains de la nuit et du matin, et puis enfin, le bain de l'après-midi. » (1)

---

(1) Ziemsen, *loco citato*, p. 82.

Ces heures sont calculées pour tomber au moment des défervescences normales de la fièvre.

Les affusions froides abaissent moins la température que les bains froids, suivant les calculs de Liebermeister (1). — Elles sont plus pénibles que les bains et ne peuvent être supportées que cinq minutes environ. — Dans quelques observations isolées que nous avons prises, elles n'ont produit qu'un abaissement de température oscillant entre 0°,5 et 1°,5.

Mais, si elles ne sont pas aussi énergiques, au point de vue de la soustraction de calorique, elles peuvent servir, comme le fait fort bien remarquer Liebermeister, à d'autres indications (2), et sont surtout utiles : 1° dans le cas de coma profond et de délire furieux, quand il n'y a pas de tendance trop marquée à la paralysie du cœur ; 2° dans le cas de faiblesse du mouvement respiratoire ou de collapsus pulmonaire, et, enfin, dans des cas qui ne sont pas excessivement rares, où, avec une température relativement minime, on remarque un coma persistant qui indique une paralysie cérébrale ou une tendance à cette paralysie. Dans un cas de ce genre, observé dans mon service, les affusions ont eu une action réellement héroïque, en réveillant, presque instantanément, les fonctions cérébrales.

Les enveloppements froids ont été employés primitivement par Priessnitz, et, plus tard, par Niemeyer et Scou-

---

(1) Liebermeister, *Wärmenentziehungen bei Fieberkranken*, p. 159.

(2) Liebermeister, *loco citato*. — *Aus der medicinischen Klinik zu Basel.*

tetten, et ils constituent un excellent moyen de soustraction de calorique.

D'après Liebermeister (1), une série de quatre enveloppements successifs, de dix minutes à peu près, produisent un effet antipyrétique comparable à un bain de dix minutes et un effet double d'une affusion froide de cinq minutes.

Liebermeister les recommande, surtout pour les enfants, à cause de la plus grande facilité de soustraction de calorique dans le jeune âge (2).

Mais, pour produire l'effet utile, ils doivent être pratiqués systématiquement de la manière suivante :

« Un grand drap de lit est trempé dans l'eau, puis égoutté et placé sur une couverture de laine. — Le malade est enveloppé tout nu d'abord dans le drap, et ensuite dans la couverture. On l'y laisse pendant 10 minutes, puis il est remis dans un autre drap mouillé de la même façon, et on pratique ainsi de 3 à 7 enveloppements sans discontinuer. » Ces pratiques, on le voit, sont impossibles dans les hôpitaux, où le matériel ne serait pas suffisant, mais trouvent souvent leur indication dans la pratique à la ville.

Les lotions froides sont, de tous les moyens de réfrigération, les moins énergiques ; nous les employons volontiers dans les fièvres typhoïdes légères et moyennes, pour produire une sensation de fraîcheur agréable au malade, et calmer les phénomènes nerveux quand ils ne sont pas trop

----

(1) Liebermeister, *loco citato*, p. 162 à 171.
(2) *Loco citato*, p. 162 à 171.

accusés ; mais il ne faut point compter sur elles pour exercer une influence utile sur la marche de la température. Elles n'ont jamais donné, entre nos mains, que des abaissements maximum de 1°,2 dans l'aisselle et, en moyenne, 0°,2 à 0°,5. Cet abaissement a été plus faible encore dans le rectum, où il n'a pas dépassé, en moyenne, 0,2 de degré.

La durée de l'abaissement de la température est aussi très-peu considérable ; en général, au bout d'une demi-heure, elle reprend l'élévation qu'elle présentait avant la lotion. On peut s'en convaincre par les tableaux suivants, qui donnent les températures prises de 5 en 5 minutes après des lotions d'une durée de 5 minutes.

REVOL, SALLE 6, N° 25.
Lotion de 5 minutes à 8 h. 50 du matin.

Température dans l'aisselle avant la lotion, 38°,6.

heures.		heures.	
9 00	37°,8	9 35	38°,5
9 05	37°,9	9 40	38°,6
9 10	38°,0	9 45	38°,6
9 15	38°,4	9 50	38°,6
9 20	38°,3	9 55	38°,7
9 25	38°,4	10 00	38°,7
9 30	38°,5		

CHARPENTIER, SALLE 6, N° 34.
Lotion de 5 minutes à 8 h. 55 du matin.

Température dans l'aisselle avant la lotion, 38°,7.

heures.		heures.	
9 5	38°,2	9 25	38°,4
9 10	38°,3	9 30	38°,6
9 15	38°,3	9 35	38°,8
9 20	38°,4	9 45	38°,8
		10 00	38°,9

Les températures prises dans le rectum, sur les mêmes hommes, de 5 en 5 minutes, ont donné les résultats suivants :

REVOL, SALLE 6, N° 25.

Lotion à 9 heures du matin.

—

Température dans le rectum, 39°,2.
Après la lotion,

heures.	
9 5	39°,1
9 10	39°,1
9 15	39°,1
9 20	39°,2
10 00	39°,2

———

Lotion à 3 heures 15.

—

Température rectale avant la lotion, 39°,8.
Après la lotion,

heures.		heures.	
3 20	39°,6	3 40	39°,7
3 25	39°,6	3 45	39°,7
3 30	39°,7	3 50	39°,7
3 35	39°,7	3 55	39°,8
		4 10	39°,8

CHARPENTIER, SALLE 6, N° 34

Lotion à 9 heures 5 du matin.

—

Température rectale avant la lotion, 39°,3.
Après la lotion,

heures.	
9 10	39°,2
9 15	39°,1
9 20	39°,2
9 25	39°,2
9 30	39°,2
9 35	39°,3
10 00	39°,3

———

Lotion à 3 heures 10.

—

Température rectale avant la lotion, 39°,9.

heures.		heures.	
3 15	39°,7	3 45	39°,9
3 20	39°,7	4 00	39°,9
3 25	39°,8		
3 30	39°,8		
3 35	39°,8		

Maintenant que nous avons étudié l'action des bains sur
la température, il nous reste à parler de celle qu'ils exercent
sur le système nerveux. Le bain froid a une action séda-
tive très-marquée sur le système nerveux; sur les vaso-
moteurs d'abord, puisque son premier effet est d'amener
la contraction des capillaires et des vaisseaux à la périphérie.

Sous cette influence, le pouls devient plus petit, moins
fréquent, et cesse d'être dicrote; au bout de 10 minutes, il
est souvent presque filiforme, et, quelquefois, il disparaît
complétement à l'artère radiale. — Immédiatement après
le bain, il devient peu à peu plus plein, mais toujours moins
fréquent qu'auparavant; en moyenne, nous avons trouvé
une différence de 10 à 30 pulsations; et le dicrotisme ne

reparaît qu'après un espace de temps qui varie entre 30 minutes et 2 heures (1).

Nous avons fait prendre un grand nombre de tracés sphygmographiques qui rendent évidente cette cessation, et nous donnons plus bas quelques-uns de ces tracés, qui ont été pris par un des aides-majors les plus distingués de notre hôpital, M. le docteur Mathelin.

17 AVRIL.

18 AVRIL.

(1) Au bout de six à huit jours de bains, le dicrotisme cesse généralement de se produire, et le pouls tombe à 100 ou même au-dessous.

Les phénomènes de sédation du système nerveux central ne sont pas moins marqués. Les battements du cœur deviennent moins fréquents, plus réguliers; le délire et l'agitation commencent à céder souvent déjà dans le bain même.

La netteté des idées revient parfois en même temps, et le malade, qui ne prononçait que des paroles incohérentes, répond distinctement aux questions qu'on lui adresse.

L'action directe du bain est renforcée, il va sans dire, par le refroidissement du sang qui la rend durable, et la maintient jusqu'au moment où les liquides de l'économie, surchauffés de nouveau, ramènent les accidents dus à l'hyperthermogénèse et nécessitent une nouvelle soustraction de calorique. Ces soustractions répétées finissent, au bout d'un temps plus ou moins long, souvent au bout de trois ou quatre jours, à triompher complétement des symptômes si graves dus à l'élévation exagérée de la température, et donne, à la fièvre typhoïde la plus maligne, l'aspect des cas les plus légers, comme nous le verrons dans les observations qui suivent.

IV.

DES INDICATIONS DES BAINS FROIDS.

On ne saurait méconnaître, d'après tout ce qui précède, l'action incontestable des bains sur l'abaissement de la température, et leurs heureux effets sur le traitement de la fièvre typhoïde.

Malheureusement le précepte trop absolu de Brand, qui

les prescrit indistinctement dans tous les cas, en a éloigné beaucoup d'esprits éclairés et empêchera toujours qu'ils ne deviennent d'un usage général. Quoique je n'aie pas devers moi un nombre de faits suffisants, j'ai cependant essayé de fixer, au moyen de mes observations, et surtout celles de Ziemsen, Jurgensen, Liebermeister, etc., leurs indications rationnelles.

Tout le monde sait qu'en moyenne, sur 100 fièvres typhoïdes, il en guérit 80 à peu près, en temps ordinaire ; — sur ces 100 fièvres, hors les cas d'épidémie, 50 à 60 sont des fièvres légères ou moyennes, qui guérissent d'elles-mêmes, sans autre traitement qu'une hygiène appropriée.

Par conséquent, une fois sur deux, et, dans certaines périodes, deux fois sur trois, le traitement par les bains devient inutile.

On ne peut pas, en effet, dans ces cas, alléguer leurs avantages, qui résident surtout dans leur action sur les symptômes graves de la fièvre typhoïde, le délire, le coma, le collapsus pulmonaire, et les tendances à la paralysie du cœur et du cerveau, accidents qui n'existent pas dans les formes légères et moyennes ou qui y sont si peu marqués, qu'ils ne peuvent inquiéter, et ne nécessitent pas l'intervention d'une médication active.

Comme, d'une autre part, les bains ne modifient pas d'une façon bien sensible la durée de la maladie, et qu'ils sont une cause de souffrance réelle pour le malade et de soins incessants pour les assistants, leurs bénéfices ne compensant pas leurs inconvénients, il est tout à fait rationnel et conforme aux principes de les supprimer dans ces conditions.

La première de toutes les indications est donc de les réserver aux formes graves de la fièvre typhoïde. Mais, parmi ces formes, toutes n'empruntent pas leur gravité aux mêmes causes.

Les bains sont surtout des agents antipyrétiques, nous l'avons démontré dans le cours de ce travail; c'est donc dans les cas les plus fréquents, il est vrai, de cette catégorie, où la gravité de la maladie résulte de l'élévation de la température, ou bien des accidents cardiaques cérébraux et pulmonaires, qui en sont les conséquences immédiates, qu'ils seront réellement utiles.

Dans les formes rares, où la gravité dépend de causes étrangères à l'hyperthermogénèse, comme l'apoplexie, l'œdème du cerveau, etc., les bains sont inutiles.

D'où une seconde indication non moins formelle que la première :

Réserver les bains aux cas dont la gravité dépendra de l'hyperthermogénèse ou de ses conséquences immédiates.

Mais tous les observateurs qui les ont employés sont d'accord pour proclamer que les chances de guérison augmentent en raison directe de la promptitude de leur application.

Hagenbach (1) donne à cet égard une statistique qui est assez probante. Sur 147 malades atteints de fièvre typhoïde,

---

(1) Hagenbach, *Beobachtung und Versuche über Anwendung des kalten Wassers*, p. 31.

et qui n'ont gardé le lit que quatre jours avant leur entrée à l'hôpital et le commencement du traitement, 8 sont morts, par conséquent, 5,4/100 ; sur 113 qui ont gardé le lit de quatre à onze jours, avant leur entrée, 15 sont morts, soit 13,3/100 ; sur 25 entrés après le onzième jour, 7 sont morts, soit 28/100.

De ces faits, il résulte une troisième indication : donner les bains le plus tôt possible, dès qu'on pourra soupçonner la gravité de la maladie.

Mais, par quels moyens arriver, avant que les symptômes inquiétants aient apparu avec leur cortége de lésions souvent irréparables, à déterminer si une fièvre typhoïde sera grave ou bénigne ?

Pourra-t-on s'en assurer assez près du début, pour que les bains produisent tout l'effet qu'on est en droit d'en attendre ?

C'est là le point délicat que nous allons essayer de résoudre par l'étude approfondie du pronostic de la fièvre typhoïde.

Dans le premier septénaire, il est de toute impossibilité de savoir si la fièvre sera grave ou bénigne, mais on peut arriver, du huitième au douzième jour, à un degré de probabilité assez grand à cet égard.

Or, à cette époque, il est temps encore de commencer le traitement, et d'en obtenir tout ce qu'il peut donner.

Les partisans de Brand ne le commencent, en effet, dans la plupart des cas, que du sixième au neuvième jour, à cause de l'incertitude du diagnostic, au début, et de l'entrée tardive des malades à l'hôpital ; quant à la statistique de Hagenbach, elle n'a qu'une valeur relative, car, outre qu'elle est basée sur des chiffres trop restreints, la date de l'entrée de ses malades ne coïncide pas, dans la majorité des cas, avec le début réel de la fièvre.

Enfin, dans toutes mes observations, le traitement a été presque toujours commencé du dixième au douzième jour de la maladie, eta donné les résultats les plus satisfaisants, excepté dans deux cas qui se sont terminés fatalement, et où il a été entrepris dans un cas au sixième jour de la maladie, et dans l'autre au quinzième.

On peut donc admettre que, du dixième au douzième jour de la maladie, il est temps encore de donner utilement les bains.

Mais pour arriver, à ce moment, à une notion suffisante sur la gravité probable de la maladie, il est nécessaire d'étudier avec une minutie extrême la température, dont l'élévation constitue, avec ses suites directes, la paralysie du cœur et du cerveau, les causes les plus prochaines et les plus habituelles de la mort, dans la fièvre typhoïde.

La statistique montre, en effet, de quelle importance peut être, même l'observation isolée des degrés thermométriques.

Sur 174 cas de fièvre typhoïde, dont j'ai pris la température dans l'espace de six ans, la mortalité a été de 3/100 seulement, chez les malades qui n'ont pas atteint 40° dans l'aisselle, de 18/100 chez ceux qui ont dépassé 40°, et de 45/100 chez ceux qui ont atteint, une seule fois, 41° et plus.

« Si, avec Liebermeister, dont les résultats sont un peu
« différents des miens, sous ce rapport, on recherche, de
« plus près, les causes de la mort, on voit qu'elle a surtout
« été produite par des complications, dans les cas où la
« température a été relativement faible. — Ces complica-
« tions ont consisté : en entérorrhagies, perforations intes-
« tinales ou défaut de résistance des sujets qui étaient, soit
« des alcoolisants, soit des phthisiques, ou, encore, des
« emphysémateux ; tandis que, chez les malades qui ont
« atteint de hautes températures, la mort est presque tou-
« jours le résultat unique de la fièvre. » (1)

Mais, des températures isolées ne peuvent donner un indice suffisant, c'est à la courbe thermométrique qu'il faut
s'adresser.

Liebermeister traite cette question d'une façon magistrale, dans son chapitre sur le pronostic de la fièvre typhoïde,
et je ne puis mieux faire que de l'y suivre pas à pas ; je
demande donc la permission de citer littéralement.

Suivant lui (2), « quand la température sera montée avec
« une très-grande rapidité, dans la première semaine, on
« pourra compter sur des cas légers ou abortifs.

« Quand les rémissions matinales, à la fin de la première
« semaine, et dans les premiers jours du second septé-
« naire, seront très-prononcées, la fièvre sera légère ou de
« moyenne intensité.

---

(1) Liebermeister, *Typhus abdominalis in Handbuch der speciellen
Pathologie und Therapie.* Leipzig, 1870. — Prognose, p. 149 et suiv.

(2) Liebermeister, *loco citato*, p. 143.

« Si, au contraire, elles sont presque nulles, et que le
« degré de la température du matin soit fort élevé à cette
« époque, les fièvres seront très-graves. — D'après une
« curieuse statistique de Fiedler, tous les malades dont la
« température a atteint, un jour seulement, le matin, 41°,2,
« sont morts, et parmi ceux qui ont atteint 40°,8, il y a eu
« une mortalité d'un sur deux.

« Quand même les températures du matin et du soir ne
« seraient pas très-élevées, la fièvre typhoïde sera néan-
« moins grave et de longue durée, si les rémissions ma-
« tinales, à cette époque, ne dépassent pas 0,5 de de-
« gré. » (1)

De ces faits établis avec tant d'autorité, nous avons dé-
duit quelques règles pratiques, au point de vue du traitement
hydrothérapique.

Si, à la fin du premier septénaire, et dans les deux ou
trois jours qui l'ont suivi, la température a été très-élevée
le soir, et les rémissions matinales très-faibles, il faut donner
les bains.

La température pourra être considérée comme élevée,
quand elle dépassera 40° dans le rectum, c'est-à-dire 39°,5
dans l'aisselle ; mais nous ne pouvons établir de règles
fixes à cet égard, on devra se guider sur les considérations
individuelles ; car, tel malade supporte facilement une température de 40° et plus, quand, avec une température de
39° et quelques dixièmes, un autre présentera les accidents
les plus graves.

---

(1) Liebermeister, *loco citato*, p. 144.

Il faut donner également les bains quand, malgré des températures relativement basses, les rémissions ne dépassent pas, pendant ces quelques jours, 0,5 de degré.

Et enfin, dans les cas où, même une fois et exceptionnellement, la température a atteint le soir 41° et plus, et le matin, 40° et quelques dixièmes de degré, à moins qu'une circonstance fortuite ou une complication imprévue et passagère ne justifie cette élévation.

Comme, après la fièvre, la paralysie du cœur est une des causes les plus prochaines de la mort, l'état du cœur et du pouls doit entrer également en ligne de compte pour le pronostic et les indications thérapeutiques.

Nous continuons à citer Liebermeister (1).

« Quand la force d'impulsion du cœur est très-petite et « le pouls très-fréquent et faible, à 120 pulsations ou au-« dessus, le danger commence, surtout quand il ne s'agit « pas d'enfants et de femmes nerveuses.

« La faiblesse et la fréquence du pouls deviennent des « signes plus graves encore, s'ils s'accompagnent d'autres « manifestations, de dépression cardiaque, telles que les « hypostases du poumon, la cyanose, ou bien encore de « différences notables entre la température interne et celle « de la périphérie. »

A l'hôpital de Bale, sur 63 malades qui atteignirent 120 pulsations ou les dépassèrent, il y eut 40 décès qui se subdivisent comme il suit : 37 malades atteignirent 140 pulsations, il en mourut 19; 26 dépassèrent 140, il en

---

(1) Liebermeister, *loco citato*, p. 146.

mourut 21 ; 12 dépassèrent 150, il en mourut 11 (1). Par conséquent, toutes les fois que le pouls dépasse 120 pulsations, pendant deux ou trois jours, la fièvre devient grave et les bains sont indiqués.

Si, à cette fréquence du pouls, il s'ajoute une grande faiblesse d'impulsion au cœur, avec ses conséquences, la cyanose, les hypostases du poumon, les bains tièdes sont préférables aux bains froids, dont l'action est trop déprimante. Après l'état du cœur, l'état des fonctions cérébrales fournit un dernier élément au pronostic; par conséquent, à l'indication thérapeutique. Quand le délire, l'agitation ou le coma sont bien marqués, même quand la température ne serait pas très-élevée, la fièvre est grave et il faut recourir aux bains.

Souvent, le coma s'accompagne d'une température relativement basse, qui oscille entre 38° et quelques dixièmes le matin, et 39° le soir; dans ces cas, les bains ne sont pas utiles, ils sont même nuisibles, à cause de leur action déprimante, et les affusions froides sont indiquées, non comme agent de soustraction de calorique, mais comme excitants du système nerveux central.

A côté de ces éléments généraux de pronostic, qui nous ont servi de base, il ne faut pas oublier les considérations individuelles qui peuvent toujours les modifier.

Aussi l'élévation même de la température a beaucoup moins d'importance chez les enfants que chez les hommes.

Des symptômes cérébraux peu accusés présentent souvent

____

(1) Liebermeister, *loco citato*, p. 147.

plus de gravité chez certaines natures torpides, que le délire le plus furieux chez d'autres plus excitables.

Enfin, les élévations thermiques sont plus graves, d'après
tous les observateurs, chez les gens gras. — Rœser a particulièrement attiré l'attention sur ce point. Malgré de faibles
élévations thermiques, des habitudes antérieures, telles que
l'alcoolisme ou des maladies diathésiques, telles que le dia-
bète, peuvent donner une gravité particulière à la fièvre
typhoïde.

C'est à la sagacité du médecin à peser toutes ces circonstances, quand il s'agira de déterminer s'il est en face d'un
cas grave ou léger, et s'il doit employer, oui ou non, les
bains froids.

V.

DES CONTRE-INDICATIONS DES BAINS FROIDS.

La première de toutes les contre-indications réside dans
le peu de gravité de la maladie.

Il faut, je l'ai dit, et je le répète encore, que la gravité
des symptômes, ou plutôt la probabilité de cette gravité,
basée sur l'étude approfondie des signes qui peuvent la
faire présager, justifie l'emploi des bains.

On m'objectera peut-être que, souvent, une fièvre typhoïde restée légère dans les premiers jours, et qui sem-
blait devoir se maintenir ainsi pendant tout le cours de la
maladie, prend tout à coup une gravité inattendue.

Devant ces cas, nous ne resterons pas désarmés, et nous
emploierons l'eau froide, dès que les symptômes graves ap-

paraîtront; l'une des observations qui va suivre offre un exemple bien évident des bons effets des bains, même à une époque avancée de la maladie.

Après cette contre-indication fondamentale, les auteurs en ont signalé plusieurs autres encore, que je vais rapidement passer en revue.

Les entérorrhagies ont été notées par Liebermeister comme une contre-indication; quoiqu'elles paraissent un peu plus fréquentes dans le traitement hydrothérapique que dans les autres, elles ne constituent pas une contre-indication absolue, elles me paraissent cependant, d'après le fait que j'ai observé et que j'ai signalé plus haut, réclamer de préférence les bains tièdes.

Les perforations intestinales, quand elles existent ou qu'elles apparaissent dans le courant du traitement, s'opposent, à cause du repos absolu où il faut maintenir les malades, à la continuation du traitement.

Les conditions d'âge et de sexe, la menstruation, la grossesse, ne donnent lieu à aucune contre-indication.

Certaines formes cérébrales, méningitiques, apoplectiques, épileptiformes, quand elles sont dues, non à l'élévation de la température, mais à des lésions du cerveau (comme l'œdème, l'apoplexie, etc.), constituent une contre-indication.

La répugnance invincible du malade pour l'eau froide peut aussi en fournir une quelquefois; Hagenbach (1) rap-

---

(1) Hagenbach, *Beobachtung und Versuche der Anwendung des kalten Wassers*, p. 11.

porte le cas d'une jeune fille hystérique, chez laquelle la simple vue du bain produisait des attaques; dans ces cas, les bains tièdes sont préférables, car ils inspirent généralement beaucoup moins d'appréhension.

(1) Les complications pulmonaires ne constituent pas de contre-indications (2).

La bronchite n'est pas sensiblement modifiée en général par les bains, mais ils ont, par contre, une influence très-notable sur le collapsus pulmonaire, en excitant la tonicité des muscles respirateurs, et en provoquant de larges mouvements respiratoires qui tendent à dissiper les stases sanguines du poumon.

Les pneumonies, quand elles ne sont pas évitées par suite de l'influence favorable des bains sur les hypostases pulmonaires, sont heureusement modifiées par l'eau froide, d'après la remarque de Ziemsen.

Enfin, une dernière contre-indication résulte de l'abaissement de la température périphérique avec élévation de la température intérieure, dans certains cas de faiblesse de l'impulsion cardiaque; en abaissant davantage la température extérieure par les bains froids, on n'a aucune chance de relever les mouvements du cœur, comme le fait très-bien remarquer Liebermeister (3).

Ce serait peut-être le lieu de traiter ici la question de l'adjonction de certains médicaments adjuvants tels que la

---

(1) Ziemsen, *Die Methoden der Kalt-wasser behandlung*, p. 19.
(2) Ziemsen, *loco citato*, p. 19.
(3) Ziemsen, *loco citato*, p. 219.

quinine, au traitement hydrothérapique, mais nous n'avons pas d'expérience à cet égard.

On l'a surtout préconisée dans les cas rares, où les bains n'amènent pas un abaissement de température suffisant.

Le régime a été parfaitement indiqué par Brand et par M. Glénard : c'est l'alimentation progressive. Dès le début du traitement, il faut nourrir les malades en leur donnant du bouillon, du lait, du vin en petite quantité, surtout après les bains, puis, peu à peu, des potages, des œufs, des fruits, et enfin, des viandes légères quand la fièvre est tombée.

L'aération est aussi un point très-important, qui nécessite une surveillance continue ; et enfin l'exercice modéré dès que les forces sont revenues, même quand la fièvre persiste encore, sera particulièrement utile, surtout en été, où l'on peut transporter les malades dans un jardin ou dans une cour, souvent dès le cinquième ou sixième jour du traitement.

Pour montrer la physionomie de la fièvre typhoïde sous l'influence des bains, et le résultat qu'on en obtient, même en commençant le traitement après le premier septénaire, je joins à ce travail trois observations, prises parmi celles que j'ai recueillies dans mon service et qui peuvent servir de type.

Deux des malades auxquels elles ont trait ont été soumis au traitement le douzième jour de la maladie, le dernier au dix-septième jour seulement, et, malgré son état exceptionnellement grave, et l'emploi tardif des bains, il a néanmoins guéri.

Toutes les trois ont été rédigées avec un soin particulier et les plus grands détails, par notre aide-major, M. le docteur Mathelin ; mais, nous sommes obligé de les résumer ici en quelques lignes, pour ne pas allonger notre travail.

Ire OBSERVATION. — *Fièvre typhoïde à forme ataxique.*

R ..., âgé de 22 ans, soldat à la 2e section d'ouvriers d'administration ; d'un tempérament sanguin, d'une constitution robuste ; entré à l'hôpital du Gros-Caillou, le 12 avril 1874, salle 6, lit n° 1.

Il fait remonter exactement le début de sa maladie au 5 avril.

Les cinq premiers jours après son entrée, la température monte progressivement et atteint 40°,8 dans le rectum, le 16 au soir ; les rémissions matinales ne dépassent pas 0,8 de degré. En même temps, les symptômes ataxiques se déclarent ; délire bruyant jour et nuit ; efforts pour sortir du lit ; convulsions.

En face des symptômes cérébraux dus évidemment à l'élévation de la température, dont les rémissions matinales sont très-faibles, nous jugeons que nous sommes en face d'une fièvre typhoïde à forme grave, et nous prescrivons les bains le 17 avril au matin, douze jours après le début probable de la maladie.

Etat du malade le 17 avril au matin, avant le premier bain :

Délire désordonné, nuit et jour ; soubresauts des tendons ; facies typhoïde des plus prononcés ; pouls bondissant, dicrote à 120 ; température : 40° dans le rectum ; 30 R. par minute ; ventre ballonné ; taches rosées lenticulaires, roncus et sibilances dans toute la poitrine, expectoration rare, visqueuse et jaunâtre, langue sèche et fuligineuse.

Le premier bain est administré à 9 heures, suivant la méthode de Brand.

Au sortir du bain, la face, de vultueuse qu'elle était, est devenue pâle. Le délire a fait place à la somnolence, et le malade s'endort tranquillement, après avoir répondu assez distinctement aux questions qu'on lui adresse. Le pouls tombe à 104 p., plus de dicrotisme. Dès le troisième jour de l'administration des bains, le délire cesse complétement pour ne plus reparaître ; le malade demande à manger ; le météorisme disparaît sous l'influence des compresses froides appliquées sur le ventre; les selles, qui étaient rares, deviennent régulières, grâce à des lavements froids donnés chaque matin. La physionomie change d'aspect, elle est naturelle ; la langue est rosée et humide.

Le quatrième et le cinquième jour, les forces reparaissent, le malade va prendre son bain, sans l'aide des infirmiers.

Du 17 au 30 avril, on donne quatre à cinq bains par jour, toutes les fois que la température dépasse 39°,5 dans le rectum.

Le 2 mai, seize jours après l'administration du premier bain, à la fin par conséquent du troisième septénaire, la convalescence peut être considérée comme définitive.

La température du malade ne dépasse plus, en effet, à ce moment, 37°,9 dans le rectum. Le pouls a cessé d'être dicrote du huitième au dixième jour du traitement, et est descendu à 90 en moyenne.

Le malade a pris soixante-huit bains. — Dès le 4 mai, nous donnons des aliments solides, et la convalescence marche sans encombre.

IIe Observation. — *Fièvre typhoïde à forme adynamique.*

B.... (Jean), âgé de 22 ans, soldat à la 2e section d'ouvriers d'administration, d'une constitution faible, d'un tempérament lymphatique, entré à l'hôpital du Gros-Caillou, le 12 avril, salle 6, lit n° 2.

Il est camarade de lit du malade qui fait le sujet de notre première observation, et a contracté sa fièvre le 5 avril comme lui.

A son entrée, on constate un profond abattement, du météorisme ; quelques jours après, des taches rosées lenticulaires.

La température monte vers le dixième jour à 40° dans le rectum, et descend le matin à 39°,6 seulement ; pas de délire, mais l'abattement s'accuse de plus en plus et a de la tendance à passer au coma. Le malade ne répond pas aux questions qu'on lui adresse, sa langue est fuligineuse ; le pouls à 125, petit, dicrote ; l'impulsion du cœur est faible.

Devant ces symptômes, qui accusent une fièvre typhoïde à forme grave, nous prescrivons les bains le 17 avril.

Les premiers bains, auxquels nous joignons les affusions froides sur la tête, diminuent la température, qui descend après chaque bain de 3 degrés environ, et réveillent un peu le malade, qui conserve cependant jusqu'au 22 avril une somnolence marquée, avec une physionomie abattue et indifférente.

A partir du 22 avril, la physionomie reprend de l'expression, et il se déclare un violent appétit ; à cette époque, apparaissent sur le ventre deux petits furoncles.

Le 24 avril, la température devient normale et la convalescence s'établit franchement, huit jours après le commencement du traitement, dix-neuf jours après le début de la maladie.

B.... a pris un total de quarante bains ; cinq bains en moyenne par jour.

IIIe OBSERVATION. — *Fièvre typhoïde à forme ataxo-adynamique.*

M.... (Emile), âgé de 22 ans, soldat au 64e régiment de ligne, entre à l'hôpital le 12 avril.

A son entrée, il présente tous les symptômes de la fièvre typhoïde, qu'on peut faire remonter au 5 avril.

Le 17, la température vespérale atteint 40°,8 dans le rectum ; le délire est subcontinu, l'abattement considérable ; le poumon à sa base est atteint d'une congestion marquée qui se traduit par des râles souscrépitants, fins ; et une dyspnée intense. La fièvre typhoïde est grave, mais le malade éprouve une grande répugnance pour les bains, ce qui nous empêche de les prescrire.

Tous les symptômes s'aggravent bientôt, et, le 19 au matin, on constate l'état suivant : coma complet, résolution musculaire ; urines et selles involontaires, soubresauts des tendons ; hoquets convulsifs ; râles trachéaux. Température : 40°,8 dans le rectum ; resp. : 40, pouls à peine perceptible. Une affusion froide est pratiquée alors sur la tête et tout le corps ; nous laissons le malade frissonner plus d'un quart d'heure, revêtu seulement d'un drap.

De trois en trois heures, nous faisons répéter ces affusions, qui sont continuées jusqu'au 24 avril, troisième septénaire; mais, tout en diminuant la violence des symptômes cérébraux, elles n'exercent pas une action très-marquée sur la température, ni sur l'état général, et le 25, nous nous décidons à donner les bains pour obtenir une action plus énergique.

Le 25 au matin, l'état du malade est le suivant : faciès abattu, délire subcontinu, soubresauts des tendons, hoquets continuels; selles et urines involontaires ; excoriations au sacrum ; pouls dicrote, intermittent, à 96, il manque une pulsation sur 7. Température à 39°,8 dans le rectum, respiration 40.

Les bains sont donnés d'une façon discrèt e, à de longs intervalles et de peu de durée, à cause de l'état adynamique et de la faiblesse de l'impulsion du cœur, qui se traduit par une teinte cyanosée des extrémités (pieds et mains).

Dès le 28 avril, trois jours après le commencement des bains, le faciès devient meilleur, la langue est humide, les selles et les urines ont cessé d'être involontaires ; le hoquet a disparu ; le malade dort d'un sommeil paisible pendant la nuit ; il demande à manger dans la journée.

Le 29, la température du matin est de 37°,8 ; on suspend les bains, qui ont été donnés seulement au nombre de trois par jour, à cause de l'extrême faiblesse du malade.

L'amélioration continue ; l'alimentation est bien supportée, et, dans les premiers jours de mai, la convalescence peut être considérée comme définitive.

Ces observations montrent avec quelle rapidité les bains froids, même quand ils ne sont administrés que dans les premiers jours du deuxième septénaire, modifient la physionomie de la fièvre typhoïde, et triomphent des accidents les plus graves.

Brand, et M. Glénard après lui, ont insisté avec juste raison sur cette transformation qui étonne et confond souvent, à tel point, les assistants, qu'ils se demandent s'ils sont en présence de véritables fièvres typhoïdes, tant l'aspect ordinaire de la maladie a subi de changements en quelques jours.

Nous aurions voulu étudier aussi l'influence des bains froids sur chacun des symptômes de la fièvre typhoïde en particulier ; mais cette étude nous eût entraîné trop loin : elle a, du reste, été faite avec un soin méticuleux par Brand, Jurgensen, Hagenbach, Immermann, et l'insuffisance de notre matériel d'observation ne nous eût pas permis d'ajouter de nouveaux faits à ceux qu'ils ont signalés avec tant d'autorité.

Nous nous sommes surtout attaché à préciser la valeur des bains froids et leur véritable rôle dans la thérapeutique de la fièvre typhoïde, où ils sont destinés, j'en suis convaincu, à remplacer avec avantage, dans la plupart des cas, les antipyrétiques usités jusqu'à ce jour.

Mais il faut savoir borner leur emploi, et d'une façon générale on peut dire qu'ils ne sont véritablement utiles que dans les cas où l'élévation exagérée de la température donne une gravité inquiétante à la fièvre et peut amener une terminaison fatale.

Imprimerie de J. DUMAINE, rue Christine, 2.

PARIS. — IMPRIMERIE J. DUMAINE, RUE CHRISTINE, 2.